HASAN Abed
Batool Ali

# Hábito de fumar narguilé entre os estudantes de medicina da Universidade de Bagdade

HASAN Abed
Batool Ali

# Hábito de fumar narguilé entre os estudantes de medicina da Universidade de Bagdade

ScienciaScripts

**Imprint**


Cover image: www.ingimage.com

This book is a translation from the original published under ISBN 978-620-2-30857-1.

Publisher:
Sciencia Scripts
is a trademark of
Dodo Books Indian Ocean Ltd. and OmniScriptum S.R.L publishing group

120 High Road, East Finchley, London, N2 9ED, United Kingdom
Str. Armeneasca 28/1, office 1, Chisinau MD-2012, Republic of Moldova, Europe
Printed at: see last page
**ISBN: 978-620-8-26316-4**

# RESUMO

**Antecedentes:** O tabaco é uma causa evitável de morbilidade e mortalidade em todo o mundo. Os países de baixo e médio rendimento (PBMR) são os mais gravemente afectados[1]. O narguilé é utilizado para fumar tabaco especialmente fabricado, aquecendo o tabaco indiretamente, normalmente com carvão ou brasas, filtrando o fumo através de uma tigela de água (por vezes misturada com outros líquidos, como o vinho) e conduzindo-o depois a um bocal através de uma mangueira de borracha[6]. Foi demonstrado que o narguilé está associado a uma vasta gama de efeitos nocivos para a saúde e que fumar narguilé está associado a três efeitos nocivos principais: lesões CV, infeção e formação de cancro[30] P.

**O objetivo deste estudo** é medir a prevalência do consumo de narguilé entre os estudantes de medicina da Faculdade de Medicina e da Faculdade de Medicina Dentária da Universidade de Bagdade, identificar as caraterísticas dos fumadores de narguilé que têm numerosas implicações clínicas e de saúde pública e identificar os factores associados ao consumo de narguilé.

**Sujeitos e Métodos:** Foi realizado um estudo transversal numa amostra de 654 estudantes da Faculdade de Medicina e da Faculdade de Medicina Dentária da Universidade de Bagdade, de 1st de fevereiro a 30th de junho de 2017. Foram incluídos estudantes de licenciatura das faculdades selecionadas. Foi utilizado um questionário para recolher as informações necessárias, que foi preenchido pelos próprios participantes no estudo. Incluía perguntas para recolher informações sobre determinadas variáveis socio-demográficas, a família dos participantes e crenças sobre o tabagismo. Foram recolhidas informações sobre o consumo de narguilé, o historial médico e os hábitos dos participantes e dos seus pais.

**Resultados:** Este estudo envolveu 654 estudantes. A idade média dos participantes era de 20,6±1,93 anos; 64,7% eram do sexo feminino; 95,9% eram atualmente solteiros; e 90,6% eram de Bagdade.

Cerca de 44,6% encontravam-se na fase 2nd ; 91,4% viviam com a família; 70,4% viviam com o índice de aglomeração 1-2. Relativamente aos pais dos participantes, 90,9% dos pais e 81,2% das mães tinham um nível de escolaridade elevado; 82,8% dos pais e 88,6% das mães estavam presentes e viviam com; e 49,1% dos pais e 49,4% das mães eram funcionários públicos.

A prevalência de fumadores de narguilé foi de 12,1%; 57,5% fumavam há mais de três anos; 76,2% preferiam o café para fumar; 87,5% preferiam fumar com amigos. Os factores que se associaram de forma significativa à prevalência do consumo de narguilé foram (sexo, morada, estado civil, condições de vida, presença de trabalho privado, história de consumo de tabaco dos pais e convicção sobre o tipo de tabaco mais prejudicial).

**Conclusão:**

Embora a prevalência do consumo de narguilé ainda não seja elevada (12,1%), tem vindo a aumentar nos últimos anos e a tornar-se um comportamento aceite pela comunidade, especialmente entre os estudantes universitários. Verificou-se um efeito positivo significativo do género masculino, ser divorciado ou viúvo, viver sozinho e fora de Bagdade e ter um emprego próprio na prevalência do tabagismo entre os estudantes. Além disso, o historial positivo de consumo de tabaco dos pais e as crenças dos estudantes sobre os malefícios do narguilé e do cigarro foram significativamente associados ao consumo de narguilé.

# Conteúdo

# Lista de abreviaturas

| | |
|---|---|
| CHD | Coronary heart disease. |
| CO | Carbon Monoxide. |
| CVD | Cardiovascular disease. |
| EMR | Eastern Mediterranean region |
| GYTS | Global Youth Tobacco Survey. |
| HIC | High Income Country. |
| LMIC | Low and Middle Income Country. |
| mg | Milligram. |
| MOH | Ministry of Health. |
| MTF | Monitoring the future. |
| NO | Nitric Oxide. |
| PAH | Polycyclic aromatic hydrocarbons. |
| UK | United Kingdom. |
| USA | United States of America |
| WHO | World Health Organization |

# Capítulo 1

# INTRODUÇÃO E REVISÃO DA LITERATURA

O tabaco é uma causa evitável de morbilidade e mortalidade em todo o mundo. Os países de baixo e médio rendimento (PRMB) são os mais gravemente afectados. Prevê-se que as mortes atribuíveis ao tabaco dupliquem de 3,4 milhões para 6,8 milhões nos países de baixo rendimento, mas que diminuam 9% entre 2002 e 2030 nos países de elevado rendimento (HIC)(1) . O consumo de narguilé é uma forma antiga de consumo de tabaco que não tem colocado qualquer problema específico de saúde pública ao longo dos últimos séculos(2) . Trata-se de um método de fumar tabaco inventado por um médico chamado Hakim Abul-Fath Gilani no século XVI. O objetivo do dispositivo era fazer passar o fumo através da água, numa tentativa de "purificar" o fumo, um conceito não comprovado que tem sido repetidamente questionado pela comunidade médica .(3)

É conhecido por muitos nomes diferentes em todo o mundo, com ligeiras modificações, como Hookah, Water-pipe, Narghile, Hubble-bubble, Nargeela, Argeela, Kalian, Ghelyoon, Ghalayan, Okka, Boury e Gouza .(4, 5)

O narguilé é utilizado para fumar tabaco especialmente fabricado, aquecendo o tabaco indiretamente, normalmente com carvão ou brasas, filtrando o fumo através de uma tigela de água (por vezes misturada com outros líquidos, como o vinho) e, em seguida, conduzido a um bocal através de uma mangueira de borracha .(6)

O narguilé é geralmente composto por quatro partes principais: (6)

- O recipiente onde o tabaco é aquecido.
- A base está cheia de água ou de outros líquidos.
- O tubo que liga a taça à base.
- A mangueira e o bocal através dos quais o fumo é aspirado.

Tal como o fumo do cigarro, o narguilé contém muitos dos mesmos tóxicos, incluindo elevadas concentrações de monóxido de carbono (CO), nicotina, "alcatrão" e metais pesados[7] . Está documentado que o teor de nicotina no tabaco do narguilé é de 2-4%, enquanto nos cigarros é de 1-3%. Do mesmo modo, a concentração de CO no fumo do narguilé varia entre 0,34 e 0,40%, em comparação com 0,41% no fumo dos cigarros .[8]

Curiosamente, a prática do narguilé mudou de diferentes formas. Por exemplo, a substância fumada evoluiu do simples tabaco para a adição de aromas como a uva, a maçã e a menta. Além disso, o consumo de narguilé tornou-se cada vez mais acessível, principalmente devido ao número crescente de locais que servem narguilé e aos preços mais baixos. Desde a proibição de fumar no Reino Unido, o consumo de narguilé aumentou cerca de 210% .[9]

O consumo de narguilé tem sido associado a doenças cardiovasculares (DCV), neoplasias malignas, disfunção pulmonar e dependência da nicotina[5, 10, 11] . Pode transmitir doenças infecciosas, uma vez que a mesma boquilha é passada de pessoa para pessoa durante uma sessão .[12]

## 1.1. Epidemiologia

A investigação tem-se centrado nos cigarros, mas a crescente popularidade do narguilé tem recebido muito menos atenção. Fumar narguilé tornou-se moda e é muito utilizado nos mundos árabes[13, 14] e mesmo na Europa e nos Estados Unidos[15] . Afirma-se que 100 milhões de pessoas em todo o mundo fumam narguilé diariamente .[16]

Em algumas zonas, o narguilé é mais frequente do que o consumo de cigarros. Em muitos países, o estigma associado ao narguilé é menor do que o associado ao consumo de cigarros entre as mulheres árabes e, por conseguinte, a diferenciação entre os géneros é menor .[15, 17]

A maioria dos estudos epidemiológicos sobre o consumo de narguilé foi efectuada em adultos, tendo sido publicados apenas alguns relatórios sobre estudantes universitários e apenas um sobre estudantes do ensino básico e secundário .[5]

No Líbano, foram registadas taxas de consumo de narguilé de 14,6% entre os adultos[18] e de 25% entre as mulheres grávidas[19] . Um inquérito a estudantes universitários libaneses revelou que 32% fumavam narguilé, com taxas mais elevadas entre os homens e sem diferenças em função do estatuto socioeconómico .[17]

Em 2003, um inquérito transversal a 587 estudantes universitários na Síria revelou que 62,6% dos homens e 29,8% das mulheres já tinham fumado narguilé, e que 25,5% dos homens e 4,9% das mulheres eram fumadores actuais. Destes, apenas 7% dos homens e nenhuma das mulheres eram fumadores diários .[20]

Um relatório de 28 adolescentes árabes americanos que participaram num grupo de discussão no Michigan sobre o tabagismo concluiu que todos eles tinham usado narguilé, o que sugere que esta é uma prática comum entre estes jovens. Além disso, foram abertos vários bares de narguilé em Nova Iorque, Los Angeles e noutras zonas. A Internet e a imprensa leiga relatam que estes bares estão a tornar-se cada vez mais populares entre os estudantes universitários e os jovens adultos, embora a maioria dos clientes sejam imigrantes de países muçulmanos, onde o narguilé é comum. Com a globalização e a imigração destes países, é de prever um crescimento contínuo desta prática .[5]

Estudos realizados em três faculdades diferentes da Arábia Saudita indicaram que a prevalência de utilizadores de narguilé era de 12,6% .[21]

A crescente popularidade do uso do narguilé pode dever-se a vários factores:

- O narguilé é barato e está amplamente disponível, o que facilita a sua utilização entre os jovens e as pessoas de baixo estatuto socioeconómico .[22]
- É considerada uma atividade social, uma vez que tem lugar em cafés, restaurantes e festas .[22]
- Muitos indivíduos referem a socialização como a principal razão para a utilização do narguilé$_{use}$ (23).
- O narguilé é considerado mais agradável por muitos fumadores porque o cheiro, o sabor e a suavidade do tabaco adocicado proporcionam, alegadamente, uma experiência de fumar muito menos irritante .[6]

No Reino Unido, o aumento do consumo deveu-se provavelmente ao aumento do número de cafés de narguilé de 179 para 556 entre 2007 e 2012 .[9]

A ausência de dados sobre o consumo de tabaco pelos adolescentes no Iraque levou o Ministério da Saúde (MS) a realizar o Global Youth Tobacco Survey (GYTS) em Bagdade em 2008. O GYTS é um inquérito escolar a estudantes com idades compreendidas entre os 13 e os 15 anos que é auto-administrado em turmas de escolas selecionadas. O consumo de tabaco no Iraque assume a forma de cigarros e narguilé, tal como na maioria dos países do Médio Oriente. Com base nos resultados do GYTS, 7,4% dos estudantes com idades compreendidas entre os 13 e os 15 anos afirmaram já ter fumado cigarros, 12,9% já fumaram narguilé, 3,2% fumam atualmente cigarros e 6,3% fumam atualmente narguilé. Entre os estudantes que nunca fumaram, com idades compreendidas entre os 13 e os 15 anos, 13,0% afirmaram ser provável que começassem a fumar cigarros no próximo ano .[24]

Outro estudo, também realizado com o objetivo de avaliar os conhecimentos e as atitudes de uma amostra de estudantes universitários iraquianos do sexo masculino, incluía 150 estudantes do sexo masculino da Faculdade de Tecnologia Médica e da Saúde com o hábito de fumar narguilé. Os resultados revelaram que a maioria dos fumadores de cachimbo de água se situava no grupo etário dos 20-24 anos e que apenas 2% não tinham fumadores entre os familiares mais próximos .[25]

## 1.2. Comparação do fumo do narguilé com o fumo do cigarro

O narguilé de uma única sessão de fumo de 10 g de tabaco mo'assel continha 2,94 mg de nicotina, 802 mg de alcatrão, 145 mg de CO e, em relação ao fumo de um único cigarro, maiores quantidades de criseno, fenantreno e flourantreno[26] . O número de baforadas e o seu volume quando se utiliza o narguilé são cerca de 10 vezes superiores aos do cigarro e a concentração de metais é mais elevada, enquanto a temperatura de combustão do narguilé é de cerca de 900°C, em comparação com 450°C no caso do cigarro .[4]

A concentração máxima de nicotina no cigarro e no narguilé é a mesma, mas a duração relativamente longa da utilização do narguilé resulta numa exposição efectiva à nicotina consideravelmente maior. Em relação a um cigarro, os fumadores de narguilé foram expostos a uma dose de nicotina 1,7 vezes superior quando fumaram tabaco através do narguilé .[27]

Segundo um relatório, a concentração de carboxihemoglobina foi medida em 1832 voluntários saudáveis do sexo masculino da Arábia Saudita depois de fumarem durante 10 a 40 minutos. As concentrações médias de carboxihemoglobina eram mais elevadas nos fumadores de narguilé

(10,1%) do que entre os fumadores de cigarros (6,5%) ou não fumadores (1,6%), tendo sido encontrada uma relação linear entre a intensidade do tabagismo e a concentração de carboxihemoglobina .[5]

## 1.3. Efeitos na saúde

Apesar da crença de que o narguilé permite ao fumador inalar fumo purificado, um equívoco que continua a prevalecer na sociedade atual, foi demonstrado que o narguilé está associado a uma vasta gama de efeitos prejudiciais para a saúde. Um estudo realizado com estudantes de medicina na Malásia revelou que uma proporção significativa dos participantes acreditava que o fumo do narguilé não contém nicotina ou CO e que fumar narguilé não provoca morbilidade respiratória, dentária ou cardiovascular (CV)[28] . Existe um equívoco comum de que passar o fumo pela água o remove de todas as substâncias nocivas; um conceito que incentiva a população mais jovem a começar a fumar narguilé, especialmente numa altura em que existe uma campanha em curso para deixar de fumar cigarros[29] . Um estudo realizado em Londres em 2013 descreveu o consumo de narguilé como sendo extremamente stressante para o sistema cardiovascular, de forma semelhante ao cigarro, o que confirma que a ação de passar o fumo pela água não é "purificadora"[29] .

Fumar narguilé está associado a três efeitos prejudiciais para a saúde: lesões CV, infeção e formação de cancro .[30]

### 1.3.1. Malignidade

Fumar narguilé implica queimar tabaco aromatizado, conhecido como melaço, utilizando carvão. Quando um indivíduo inspira pelo bocal, o ar é puxado através do aparelho para o tabaco e aquecido pelo carvão para produzir fumo. Como resultado, o fumo contém componentes do tabaco e do carvão. Estes incluem hidrocarbonetos aromáticos policíclicos (PAH), aldeídos voláteis, CO, óxido nítrico (NO), nicotina, furanos e nanopartículas[31] . Tanto o melaço com tabaco como o melaço sem tabaco contêm níveis elevados de PAH, um composto cancerígeno. Estes níveis elevados são causados principalmente pela combustão do carvão e esta exposição significativa aos HAP pode ser a causa do desenvolvimento de várias doenças malignas após o consumo de narguilé .[32]

Um inquérito realizado na Índia a 25 homens com carcinoma broncogénico revelou que 22 eram fumadores de narguilé .[33]

Um estudo de caso-controlo realizado com 214 mineiros de estanho chineses revelou um risco duas vezes superior de cancro do pulmão entre os que já tinham consumido narguilé, em comparação com os não fumadores, e uma relação dose-resposta com o aumento do consumo anual de narguilé[34] . O narguilé foi associado ao carcinoma esofágico e gástrico num estudo preliminar realizado no Iémen .[35]

### 1.3.2. Efeitos cardiovasculares

Foi relatado que fumar narguilé perturba a regulação autonómica do ciclo cardíaco, provocando uma redução aguda da variabilidade da frequência cardíaca. Esta situação pode estar associada a uma maior suscetibilidade à arritmia, à inflamação sistémica e ao risco de doença cardíaca coronária (CHD) .[31]

Num estudo anterior realizado no Reino Unido, observou-se que a pressão arterial sistólica e diastólica, o ritmo cardíaco e os níveis de CO aumentavam significativamente depois de fumar narguilé[29] . Os mesmos resultados foram observados em estudos efectuados na Jordânia e nos Emirados Árabes Unidos .[36]

Nos fumadores de narguilé, o óxido nítrico (NO) (vasodilatador) foi encontrado numa concentração sérica significativamente mais elevada (34,3 µmol/l) em comparação com os não fumadores (22,5 µmol/l)[37] . Foi relatado que os fumadores de narguilé mostraram uma vasodilatação prejudicada da artéria braquial em resposta à tensão de cisalhamento, em comparação com a dos fumadores de cigarros e não fumadores[38] . Esta vasodilatação diminuída pode potencialmente levar à remodelação e disfunção vascular.

Uma única sessão de fumo de narguilé afectou significativamente a função plaquetária. A lesão induzida foi marcada por uma elevação tanto da 8-epi-prostaglandina F2 alfa como do malondialdeído, que são ambos marcadores de lesão por oxidação in vivo. 11- O desidrotromboxano B2, um parâmetro da homeostase plaquetária, também foi encontrado elevado após uma única sessão de fumo. Curiosamente, o estudo também referiu que o consumo diário consistente de tabaco resultava numa lesão de oxidação persistente e mais duradoura. Este desequilíbrio homeostático nos fumadores de narguilé pode possivelmente causar agregação plaquetária e aumentar a probabilidade de eventos CV aterotrombóticos .[39]

### 1.3.3. Infeção

Para além da sua capacidade patogénica intrínseca, o narguilé tem o potencial de propagar doenças infecciosas, uma vez que os fumadores partilham frequentemente a mesma boquilha e o mesmo cachimbo. A propagação de doenças infecciosas pode também resultar da preparação manual e não controlada do narguilé, ao contrário do tabaco comercializado pela indústria dos cigarros P[5] P.

Recentemente, os cafés de narguilé fornecem uma boquilha descartável de plástico a cada cliente, com o objetivo de limitar a propagação de doenças transmissíveis. O risco de doenças infecciosas também aumenta devido à natureza húmida do melaço do narguilé, criando um ambiente que promove o crescimento de muitos microrganismos diferentes .[40]

Existe um risco substancial de infeção com herpes, hepatite e tuberculose (TB) depois de fumar narguilé .[40]

No Médio Oriente, os surtos de doenças infecciosas têm sido associados ao consumo de narguilé. Uma revisão sistémica de Akl et al descreveu dois surtos em 2010, que revelaram uma possível associação entre a TB e a partilha de um cachimbo de narguilé .[41]

### 1.3.4. Outros efeitos do narguilé

O baixo peso à nascença foi relatado como sendo aproximadamente duas vezes mais comum entre os recém-nascidos de mulheres libanesas que fumavam narguilé (aproximadamente o mesmo que entre os fumadores de cigarros) e quase três vezes mais comum entre aqueles que começaram a fumar narguilé no primeiro trimestre do que entre os não fumadores. Os seus bebés também tinham pontuações de Apgar mais baixas e taxas mais elevadas de dificuldade respiratória .[42]

Tanto os fumadores de cigarros como os fumadores de narguilé apresentaram uma maior produção de anião superóxido e uma contagem total de leucócitos mais elevada do que os não fumadores, alterações que podem causar lesões no tecido pulmonar e ter um papel na patogénese da doença pulmonar obstrutiva crónica .[43]

Em 2011, uma meta-análise sugeriu que fumar narguilé pode levar à dependência da nicotina. Ao analisar a exposição à nicotina causada pelo consumo de narguilé, os fumadores diários de narguilé produziram níveis de cotinina semelhantes aos de dez cigarros por dia e os fumadores não diários de narguilé produziram níveis de cotinina semelhantes aos de dois cigarros por dia .[44]

## Objetivo do estudo

1. Medir a prevalência do consumo de narguilé entre os estudantes de medicina da Faculdade de Medicina e da Faculdade de Medicina Dentária da Universidade de Bagdade.

2. Identificar as caraterísticas dos fumadores de narguilé que têm numerosas implicações

clínicas e de saúde pública.

3. Identificar os factores associados ao consumo de narguilé.

# Capítulo 2
# TEMAS E MÉTODOS

## 2.1. Conceção do estudo, local e tempo de recolha de dados

Foi realizado um estudo transversal na Faculdade de Medicina e na Faculdade de Medicina Dentária da Universidade de Bagdade, de 1st de fevereiro a 30th de junho de 2017.

## 2.2. População do estudo, amostra do estudo, técnica de amostragem e dimensão da amostra.

A população do estudo incluiu os estudantes de licenciatura das faculdades selecionadas. A dimensão da amostra foi calculada utilizando a seguinte equação: $n= (z^2 pq)/d^2$ em que:

n= dimensão da amostra.

z= 1-$\alpha/2$ percentil de uma distribuição normal padrão = 1,96.

p= proporção esperada (desconhecida, pelo que assumimos 0,5).

q= 1-p.

d= precisão absoluta = 0,05.

A amostra estimada foi de 384 pessoas.

O investigador visitou os colégios duas vezes por semana, durante três meses, passando cerca de 2-3 horas em cada visita.

Os objectivos do estudo foram explicados a todos os alunos que frequentavam o clube de estudantes durante a visita e aqueles que concordaram em participar foram incluídos no estudo. O questionário foi distribuído pelo investigador para ser devolvido após cerca de 30 minutos ou no dia 2nd .

## Critérios de exclusão

Foram excluídos os estudantes de pós-graduação (Diploma, Mestrado e Doutoramento).

## 2.3. Instrumentos de recolha de dados

Foi utilizado um questionário para recolher as informações necessárias, que foi preenchido pelos próprios participantes no estudo.

O questionário incluía as seguintes secções:

1. Perguntas destinadas a recolher informações sobre determinadas variáveis sócio-demográficas (idade, fase da vida, sexo, estado civil, trabalho pessoal e rendimento mensal e residência).
2. Perguntas para recolher informações sobre a família dos participantes (habilitações literárias, profissão e disponibilidade dos pais, número de membros da família, número de divisões da casa e rendimento mensal da família).
3. Informação e crenças sobre o consumo de tabaco (cigarros, narguilé ou ambos)
4. Certos pormenores sobre o consumo de narguilé (apenas para os fumadores de narguilé), como a duração, a frequência, a hora e o local preferidos para fumar narguilé, o tempo consumido por sessão de narguilé, os sintomas após o consumo de narguilé e as razões para fumar narguilé, etc.)
5. Certas informações sobre o historial médico e os hábitos dos participantes e dos seus pais.

### 2.3.1. Definição de certas variáveis

- **Idade:** A idade registada para cada pessoa é a idade do seu último aniversário.
- **Estado civil:** Classificado em solteiro, atualmente casado e divorciado/viúvo.
- **Nível de escolaridade dos pais:** Classificado em analfabeto, escola primária ou secundária, faculdade e ensino superior.
- **Profissão dos pais:** Classificada em governamental, não governamental, desempregada e reformada.

- **Rendimento pessoal e familiar:** Declarado pelo próprio e dividido em categorias com base no rendimento mensal estimado.

- **Índice de aglomeração:** O número total de co-residentes por agregado familiar, excluindo o recém-nascido, dividido pelo número total de divisões, excluindo a cozinha e as casas de banho. A variável contínua foi reagrupada em três categorias distintas: (1) < 1, (2) 1-2, e (3) > 2 residentes por divisão .[45]

- **Razão para fumar narguilé:** cumprir o tempo livre significa que os estudantes não têm nada para fazer fora do tempo de estudo, dos compromissos familiares e dos passatempos pessoais. Enquanto que Apenas um Hábito significa que, apesar de todos os seus compromissos, são fumadores de narguilé com frequência e regularidade.

## 2.4. Estudo-piloto

Foi realizado um estudo piloto com 15 estudantes de pós-graduação para testar o formulário do questionário. A única secção que ficou sem resposta foi a relativa ao índice de aglomeração e ao rendimento familiar mensal, mas decidimos mantê-la por ser considerada uma das variáveis importantes.

## 2.5. Análise estatística

Os dados foram codificados e analisados utilizando o Statistical Package for SPSS versão 23. As variáveis contínuas foram apresentadas como média ± desvio-padrão (DP) e as variáveis categóricas foram apresentadas como frequências e percentagens. O teste do qui-quadrado (e/ou exato de Fissura) foi utilizado para testar a associação significativa entre variáveis categóricas. O valor de $p < 0,05$ foi considerado estatisticamente significativo.

## 2.6. Aprovações éticas e oficiais:

A aprovação oficial foi concedida pelo Comité Científico do Departamento de Medicina Comunitária e Familiar, que foi posteriormente aprovado pelo Conselho da Faculdade de Medicina/Universidade de Bagdade.

Foram obtidas cartas de autorização da Faculdade de Medicina e da Faculdade de Medicina Dentária de Bagdade.

Todos os participantes foram informados verbalmente sobre os objectivos e métodos do estudo e foi-lhes pedida autorização para participarem no estudo. Todas as informações pessoais foram mantidas no anonimato. Os dados foram utilizados exclusivamente para efeitos do presente estudo.

# Capítulo 3

# RESULTADOS

Os objectivos do estudo foram explicados a 750 estudantes, 33 dos quais se recusaram a participar. Os formulários do questionário foram distribuídos a 717 estudantes, mas apenas 654 preencheram e devolveram o questionário ao investigador, com uma taxa de não resposta de 8,8%. Entre os 654 estudantes que preencheram os questionários, 342 eram da Faculdade de Medicina e 312 da Faculdade de Medicina Dentária, como mostra a figura (3.1).

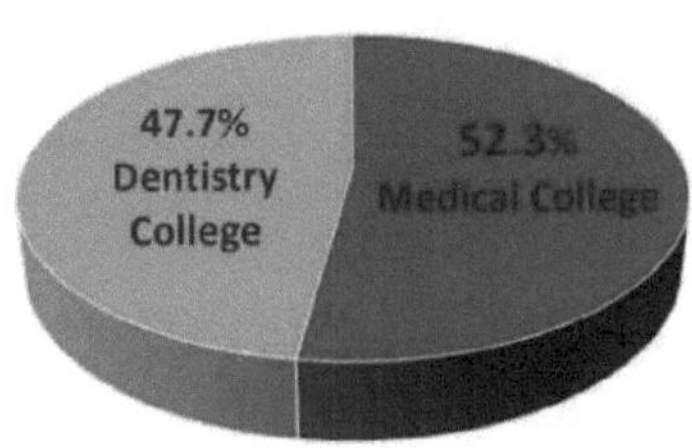


**Figura 3.1: Distribuição dos participantes por faculdades**

## 3.1. Caraterísticas gerais

### 3.1.1. Caraterísticas sócio-demográficas

A idade dos participantes variou entre os 17 e os 31 anos, com uma média de 20,6 anos e um desvio padrão (DP) de ±1,93 anos.

A distribuição dos participantes por caraterísticas demográficas é apresentada na tabela (3.1).

A proporção de mulheres foi superior à de homens, com um rácio de 1,83:1

Relativamente à fase, a maior proporção de participantes encontrava-se na segunda fase (44,6%), enquanto a menor se encontrava na quarta fase (7%).

A maioria dos participantes era solteira (95,9%) e vivia em Bagdade (90,6%).

Além disso, a maioria dos participantes vivia com as suas famílias (91,4%) e não tinha um trabalho privado (93,7%).

Relativamente ao índice de aglomeração familiar, a maior proporção de participantes vivia em agregados familiares com um índice de aglomeração entre um e dois (70,4%).

Relativamente ao rendimento mensal familiar, a maior percentagem de participantes tinha um rendimento mensal familiar superior a 1 000 000 IQD (61,1%).

**Tabela 3.1: Distribuição dos participantes por caraterísticas demográficas**

| Socio-demographic variable | No. (Total = 654) | Percentage (%) |
|---|---|---|
| **Gender** | | |
| Male | 231 | 35.3 |
| Female | 423 | 64.7 |
| **Stage** | | |
| First | 66 | 10.1 |
| Second | 292 | 44.6 |
| Third | 85 | 13.0 |
| Fourth | 46 | 7.0 |
| Fifth | 112 | 17.1 |
| Sixth* | 53 | 8.1 |
| **Address** | **N= 540** | |
| Baghdad | 489 | 90.6 |
| Other Provinces | 51 | 9.4 |
| **Marital Status** | | |
| Single | 627 | 95.9 |
| Married | 22 | 3.4 |
| Divorced / Widowed | 5 | 0.7 |
| **Living** | | |
| With family | 598 | 91.4 |
| With relatives | 14 | 2.1 |
| With friends | 27 | 4.2 |
| Alone | 15 | 2.3 |
| **Having a Private work** | **N= 646** | |
| YES | 41 | 6.3 |
| NO | 605 | 93.7 |
| **Crowding index** | **N= 603** | |
| < 1 | 107 | 17.7 |
| 1 – 2 | 424 | 70.4 |
| > 2 | 72 | 11.9 |
| **Family Monthly Income (IQD)** | **N= 383** | |
| < 500,000 | 39 | 10.2 |
| 500,000 – 1,000,000 | 110 | 28.7 |
| > 1,000,000 | 234 | 61.1 |

** Esta fase diz respeito apenas à faculdade de medicina.*

### 3.1.2. Pais dos participantes

A distribuição dos participantes por informação relativa aos seus pais é apresentada na tabela (3.2).

Relativamente às informações sobre os pais, a maior parte deles tinha o ensino superior completo (90,9%), não pertencia à comunidade médica (88,5%), estava presente e vivia com a família (82,8%) e cerca de metade deles (49,1%) eram funcionários públicos. Verificámos também que cerca de dois terços (64,8%) não tinham qualquer doença ou enfermidade específica.

Relativamente às informações sobre as mães, a maior parte delas tinha o ensino superior completo (81,2%), não pertencia à comunidade médica (88,3%), estava presente e vivia com a família (88,6%) e cerca de metade delas (49,4%) eram funcionárias públicas. Verificámos também que cerca de três quartos deles (75,3%) não tinham qualquer doença ou enfermidade específica.

Quadro 3.2: Distribuição dos participantes em função das informações relativas aos seus pais

| Parents information | No. | Percentage (%) |
|---|---|---|
| **Father Education** | **N= 651** | |
| Illiterate | 3 | 0.5 |
| Primary and Secondary | 56 | 8.6 |
| Higher education | 592 | 90.9 |
| **Father from medical community** | **N= 650** | |
| YES | 75 | 11.5 |
| NO | 575 | 88.5 |
| **Father availability** | **N= 644** | |
| Present and live with | 533 | 82.8 |
| Present but not live with | 58 | 9.0 |
| Not present | 53 | 8.2 |
| **Father Occupation** | **N= 627** | |
| Gov. Employee | 308 | 49.1 |
| Private work | 161 | 25.7 |
| Unemployed | 49 | 7.8 |
| Retired | 109 | 17.4 |
| **Father chronic diseases** | **N= 494** | |
| YES | 174 | 35.2 |
| NO | 320 | 64.8 |
| **Mother Education** | **N=643** | |
| Illiterate | 12 | 1.9 |
| Primary and Secondary | 109 | 16.9 |
| Higher education | 522 | 81.2 |
| **Mother from medical community** | **N=643** | |
| YES | 75 | 11.7 |
| NO | 568 | 88.3 |
| **Mother availability** | **N=638** | |
| Present and live with | 565 | 88.6 |
| Present but not live with | 40 | 6.3 |
| Not present | 33 | 5.1 |
| **Mother Occupation** | **N=627** | |
| Gov. Employee | 310 | 49.4 |
| Private work | 68 | 10.8 |
| Housewife | 180 | 28.7 |
| Retired | 69 | 11.0 |
| **Mother chronic diseases** | **N=527** | |
| YES | 130 | 24.7 |
| NO | 397 | 75.3 |

## 3.2. Prevalência do consumo de tabaco

A distribuição dos participantes de acordo com o consumo de tabaco é apresentada na figura (3.2).

- A maior percentagem de participantes era de não fumadores (559, 85,6%)
- Fumadores de narguilé isolados (47, 7,1%)
- Fumadores de cigarros isolados (15, 2,3%)
- Tanto os fumadores de narguilé como os fumadores de cigarros (33, 5%).

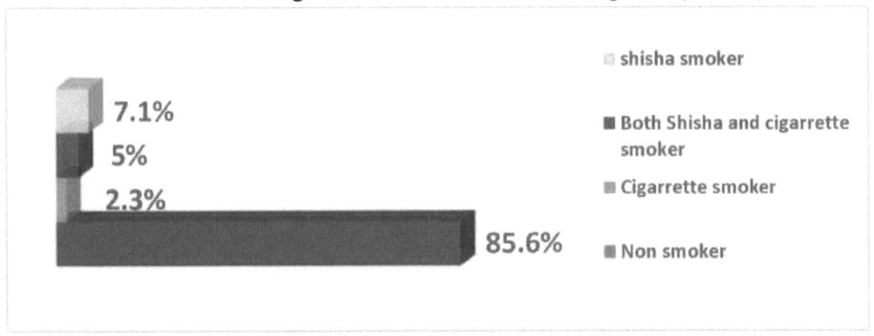


**Figura 3.2: Distribuição dos participantes de acordo com o consumo de tabaco**

### 3.2.1. Pais fumadores

A distribuição dos participantes segundo o historial de tabagismo dos pais é apresentada na tabela (3.3). A maior proporção de pais e mães dos participantes era de não fumadores (74,8% e 93,5% para pais e mães, respetivamente).

**Quadro 3.3: Distribuição dos participantes segundo o historial de consumo de tabaco dos pais**

| Variable | No. | Percentage (%) |
|---|---|---|
| **Father smoking Hx** | **N=531** | |
| Non-smoker | 397 | 74.8 |
| Just cigarette | 101 | 19.0 |
| Just shisha | 16 | 3.0 |
| Both cigarette and shisha | 17 | 3.2 |
| **Mother smoking Hx** | **N=525** | |
| Non-smoker | 491 | 93.5 |
| Just cigarette | 21 | 4.0 |
| Just shisha | 4 | 0.7 |
| Both cigarette and shisha | 9 | 1.8 |

### 3.2.2. Crença de que o narguilé é menos prejudicial do que o cigarro

A Figura (3.3) mostrou a distribuição dos participantes de acordo com a sua crença sobre o que é mais prejudicial (narguilé ou cigarro). A maior proporção de participantes (64,7%) acreditava que o narguilé é mais prejudicial do que o cigarro.

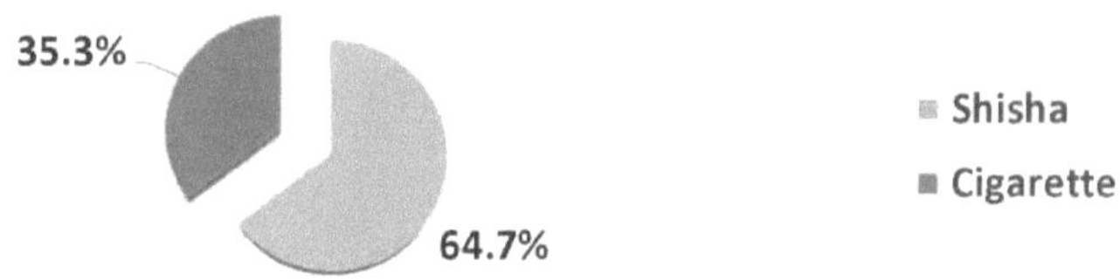


Figura (3.3) Distribuição dos participantes de acordo com a sua convicção sobre o que é mais prejudicial (narguilé ou cigarro)

### 3.2.3. Pormenores sobre o fumo do narguilé

A distribuição dos fumadores de narguilé de acordo com os pormenores do consumo de narguilé é apresentada na tabela (3.4). Verificámos que a maior proporção de fumadores de narguilé fumava narguilé há mais de três anos (57,5%).

Cerca de metade dos fumadores de narguilé (51,3%) fuma semanalmente e três quartos deles (76,2%) preferem um café como local para fumar narguilé.

Verificámos que a maioria dos fumadores de narguilé preferia fumar narguilé à noite (73,8%), com/depois de comer (43,8%) e com amigos (87,5%).

Relativamente ao tempo consumido para fumar narguilé, a maior proporção de fumadores de narguilé fumava durante uma hora (31,3%) e a maioria mencionou que a razão para fumar narguilé era aliviar o stress (32,5%) ou preencher o tempo livre (33,8%). Relativamente às condições para aumentar o consumo de narguilé, a maior proporção de fumadores de narguilé (42,5%) referiu que estar com amigos próximos era a principal razão.

A maior percentagem de fumadores de narguilé não teve sintomas depois de fumar narguilé (37,5%) ou teve uma dor de cabeça (37,5%).

**Quadro 3.4: Distribuição dos fumadores de narguilé de acordo com os pormenores do consumo de narguilé**

| Variable | No. (N=80) | Percentage (%) |
|---|---|---|
| **Duration of shisha smoking (Years)** | | |
| < 1 | 2 | 2.5 |
| 1 – 3 | 32 | 40.0 |
| > 3 | 46 | 57.5 |
| **Frequency of shisha smoking** | | |
| Daily | 20 | 25.0 |
| Weekly | 41 | 51.3 |
| Monthly | 19 | 23.7 |
| **Preferred place for shisha smoking** | | |
| Home | 11 | 13.8 |
| Café | 61 | 76.2 |
| Restaurant | 8 | 10.0 |
| **Preferred time for shisha smoking** | | |
| Night | 59 | 73.8 |
| Morning | 19 | 23.8 |
| Mid-day | 2 | 2.4 |
| **Preferred condition for shisha smoking** | | |
| With/after eating | 35 | 43.8 |
| With tea or coffee | 22 | 27.5 |
| Not specific | 23 | 28.7 |
| **Preferred Persons to smoke with** | | |
| Alone | 7 | 8.8 |
| Friends | 70 | 87.5 |
| Family and Relatives | 3 | 3.7 |
| **Time consumed for shisha per one session** | | |
| Half an hour | 22 | 27.4 |
| One hour | 25 | 31.3 |
| Two hours | 21 | 26.3 |
| Three hours and more | 12 | 15.0 |
| **Reason for shisha smoking** | | |
| Relieve stress | 26 | 32.5 |
| Fulfill free time | 27 | 33.8 |
| Just habit | 16 | 20.0 |
| Don't know | 11 | 13.7 |
| **Condition for increasing shisha smoking** | | |
| Being with close friends | 34 | 42.5 |
| During exam | 14 | 17.5 |
| During anger | 18 | 22.5 |
| When being happy | 8 | 10.0 |
| When being alone | 6 | 7.5 |
| **Table Cont.** | | |

| Symptoms after one session of shisha smoking | | |
|---|---|---|
| No symptoms | 30 | 37.5 |
| Headache | 30 | 37.5 |
| Dizziness | 11 | 13.8 |
| Palpitation | 6 | 7.5 |
| Nausea | 3 | 3.7 |
| **Duration of symptoms after one session of shisha smoking (hours)** | | **(N=50)** |
| < 1 | 29 | 58.0 |
| 1 - 3 | 11 | 22.0 |
| > 3 | 10 | 20.0 |
| **Frequency of symptoms after one session of shisha smoking** | | **(N=50)** |
| Every time | 4 | 8.0 |
| Sometime | 41 | 82.0 |
| Never | 5 | 10.0 |

** As duas últimas perguntas foram respondidas por 50 dos 80 fumadores de narguilé dos participantes.*

### 3.2.4. Certas crenças sobre o consumo de narguilé

A distribuição dos fumadores de narguilé por certas crenças sobre o fumo do narguilé foi apresentada na tabela (3.5). Verificou-se que (25,7%) dos fumadores de narguilé consideravam o narguilé como um estilo de vida prestigioso e moderno, enquanto a maioria dos fumadores de narguilé acreditava que o narguilé é prejudicial para a saúde (79,7%).

A percentagem mais elevada de fumadores de narguilé considera que os seus problemas de saúde resultam de eventos relacionados com o narguilé (72,1%).

**Quadro 3.5: Distribuição dos fumadores de narguilé segundo certas crenças sobre o fumo do narguilé**

| Variable | No. (N=80) | Percentage (%) |
|---|---|---|
| **Shisha considered prestigious and modern lifestyle** | **(N=74)** | |
| YES | 19 | 25.7 |
| NO | 55 | 74.3 |
| **Shisha is harmful** | **(N=74)** | |
| YES | 59 | 79.7 |
| NO | 15 | 20.3 |
| **Health burden is from shisha related events** | **(N=68)** | |
| YES | 49 | 72.1 |
| NO | 19 | 27.9 |

## 3.3. Factores determinantes do consumo de narguilé

### 3.3.1. Associação entre o consumo de narguilé e determinadas variáveis sociodemográficas.

A distribuição dos fumadores e não fumadores de narguilé por determinadas variáveis sociodemográficas foi apresentada na tabela (3.6). Verificou-se que a maior proporção de participantes fumadores de narguilé era do sexo masculino (29,4%), com uma associação significativa (P=0,001) entre o sexo e o consumo de narguilé.

A proporção mais elevada de fumadores de narguilé foi observada entre os participantes viúvos ou divorciados (60%) e existe uma associação significativa (P=0,003) entre o estado civil e a prevalência de fumadores de narguilé.

No que diz respeito ao endereço dos participantes, a proporção mais elevada de fumadores de narguilé foi encontrada fora de Bagdade (23,5%) com uma associação significativa (P=0,021) entre o endereço e a prevalência do consumo de narguilé. A proporção mais elevada de fumadores de narguilé foi observada entre os participantes que viviam sozinhos (33,3%) e existe uma associação significativa (P=0,004) entre a residência dos participantes e a prevalência do consumo de narguilé.

Na área do trabalho privado, verificou-se que a maior proporção de fumadores de narguilé foi observada entre os participantes que tinham um trabalho privado (22%). Verificou-se uma associação significativa (P=0,041) entre o trabalho privado e a prevalência do consumo de narguilé.

Não houve associação significativa (P > 0,05) entre a prevalência do consumo de narguilé e os seguintes factores (índice de aglomeração, rendimento mensal familiar e fase em que se encontram os alunos).

**Quadro 3.6: Distribuição dos fumadores e não fumadores de narguilé por determinadas variáveis sociodemográficas**

| Socio-demographic variable | Shisha Smoking | | Total (%) | P-Value |
|---|---|---|---|---|
| | Smokers | Non-smokers | | |
| | No. (%) | No. (%) | | |
| **Gender** | **N=80** | **N=574** | **N=654** | |
| Male | 68 (29.4) | 163 (70.6) | 231 (35.3) | 0.001 |
| Female | 12 (2.8) | 411 (97.2) | 423 (64.7) | |
| **Stage** | **N=80** | **N=574** | **N=654** | |
| First | 11 (16.7) | 55 (83.3) | 66 (10.1) | **0.29** |
| Second | 27 (9.2) | 265 (90.8) | 292 (44.6) | |
| Third | 12 (14.1) | 73 (85.9) | 85 (13.0) | |
| Fourth | 6 (13.0) | 40 (87.0) | 46 (7.0) | |
| Fifth | 14 (12.5) | 98 (87.5) | 112 (17.1) | |
| Sixth | 10 (18.9) | 43 (81.1) | 53 (8.1) | |
| **Address** | **N=71** | **N=469** | **N=540** | |
| Baghdad | 59 (12.1) | 430 (87.9) | 489 (90.6) | 0.021 |
| Other Provinces | 12 (23.5) | 39 (76.5) | 51 (9.4) | |
| **Marital Status** | **N=80** | **N=574** | **N=654** | |
| Single | 73 (11.6) | 554 (88.4) | 627 (95.9) | 0.003 |
| Married | 4 (18.2) | 18 (81.8) | 22 (3.4) | |
| Divorced / Widowed | 3 (60.0) | 2 (40.0) | 5 (0.7) | |
| **Living** | **N=80** | **N=574** | **N=654** | |
| With family | 65 (10.9) | 533 (89.1) | 598 (91.4) | 0.004 |
| With relatives | 3 (21.4) | 11 (78.6) | 14 (2.1) | |
| With friends | 7 (25.9) | 20 (74.1) | 27 (4.2) | |
| Alone | 5 (33.3) | 10 (66.7) | 15 (2.3) | |
| **Private Work** | **N=77** | **N=569** | **N=646** | |
| NO | 68 (11.2) | 537 (88.8) | 605 (93.7) | 0.041 |
| YES | 9 (22.0) | 32 (78.0) | 41 (6.3) | |
| **Crowding Index** | **N=72** | **N=531** | **N=603** | |
| < 1 | 10 (9.3) | 97 (90.7) | 107 (17.7) | **0.328** |
| 1 – 2 | 56 (13.2) | 368 (86.8) | 424 (70.3) | |
| > 2 | 6 (8.3) | 66 (91.7) | 72 (11.9) | |
| **Family Monthly Income** | **N=55** | **N=328** | **N=383** | |
| < 500,000 | 7 (17.9) | 32 (82.1) | 39 (10.2) | **0.59** |
| 500,000 – 1,000,000 | 13 (11.8) | 97 (88.2) | 110 (28.7) | |
| > 1,000,000 | 35 (15.0) | 199 (85.0) | 234 (61.1) | |

### 3.3.2. Associação entre o consumo de narguilé e certos pormenores relativos aos pais dos participantes.

A Tabela 3.7 mostra a distribuição dos fumadores e não fumadores de narguilé por determinados pormenores relativos aos pais dos participantes. A proporção mais elevada de fumadores de narguilé foi encontrada naqueles cujos pais também fumavam tabaco (cigarro e/ou narguilé) (32,8%), com uma associação significativa (P=0,001) entre o historial de consumo de tabaco do pai e a prevalência do consumo de narguilé. A proporção mais elevada de fumadores de narguilé foi encontrada naqueles cujas mães também fumavam tabaco (cigarro e/ou narguilé) (47,1%), com uma associação significativa (P=0,001) entre o historial de consumo de tabaco da mãe e a prevalência do consumo de narguilé.

Não se verificou uma associação significativa (P > 0,05) entre a prevalência do consumo de narguilé e todas as outras variáveis relativas aos dados dos pais.

**Quadro 3.7: Comparação entre fumadores e não fumadores de narguilé, segundo certos pormenores relativamente aos pais dos participantes.**

| Variable | Shisha Smoking | | Total (%) | P-Value |
|---|---|---|---|---|
| | Smokers No. (%) | Non-smokers No. (%) | | |
| **Father education** | **N=78** | **N=573** | **N=651** | |
| Illiterate | 0 (0) | 3 (100) | 3 (0.5) | **0.615** |
| Primary and Secondary | 5 (8.9) | 51 (91.1) | 56 (8.6) | |
| Higher Education | 73 (12.3) | 519 (87.7) | 592 (90.9) | |
| **Father from medical community** | **N=78** | **N= 572** | **N=650** | |
| YES | 11 (14.7) | 64 (85.3) | 75 (11.5) | **0.449** |
| NO | 67 (11.7) | 508 (88.3) | 575 (88.5) | |
| **Father Availability** | **N=77** | **N=567** | **N=644** | |
| Present and live with | 61 (11.4) | 472 (88.6) | 533 (82.8) | **0.206** |
| Present but not live with | 11 (19) | 47 (81) | 58 (9) | |
| Not present | 5 (9.4) | 48 (90.6) | 53 (8.2) | |
| **Father Occupation** | **N= 76** | **N=551** | **N=627** | |
| Gov. Employee | 39 (12.7) | 269 (87.3) | 308 (49.1) | **0.749** |
| Private work | 18 (11.2) | 143 (88.8) | 161 (25.7) | |
| Unemployed | 4 (8.2) | 45 (91.8) | 49 (7.8) | |
| Retired | 15 (13.8) | 94 (86.2) | 109 (17.4) | |
| **Father specific disease** | **N=72** | **N=422** | **N=494** | |
| YES | 30 (17.2) | 144 (82.8) | 174 (35.2) | **0.215** |
| NO | 42 (13.1) | 278 (86.9) | 320 (64.8) | |

**Table Cont.**

| Father smoking history | N=77 | N=454 | N=531 | |
|---|---|---|---|---|
| Non-smoker | 33 (8.3) | 364 (91.7) | 397 (74.8) | 0.001 |
| Smoker (shisha and/or cigarette) | 44 (32.8) | 90 (67.2) | 134 (25.2) | |
| **Mother Education** | **N=79** | **N=564** | **N=643** | |
| Illiterate | 1 (8.3) | 11 (91.7) | 12 (1.9) | **0.904** |
| Primary and Secondary | 13 (11.9) | 96 (88.1) | 109 (17) | |
| Higher education | 65 (12.5) | 457 (87.5) | 522 (81.2) | |
| **Mother from medical community** | **N=79** | **N=564** | **N=643** | |
| YES | 12 (16) | 63 (84) | 75 (11.7) | **0.297** |
| NO | 67 (11.8) | 501 (88.2) | 568 (88.3) | |
| **Mother Availability** | **N=77** | **N=561** | **N=638** | |
| Present and live with | 66 (11.7) | 499 (88.3) | 565 (88.6) | **0.07** |
| Present but not live with | 9 (22.5) | 31 (77.5) | 40 (6.3) | |
| Not present | 2 (6.1) | 31 (93.9) | 33 (5.2) | |
| **Mother Occupation** | **N=77** | **N=550** | **N=627** | |
| Gov. Employee | 46 (14.8) | 264 (85.2) | 310 (49.4) | **0.147** |
| Private work | 9 (13.2) | 59 (86.8) | 68 (10.8) | |
| Housewife | 14 (7.8) | 166 (92.2) | 180 (28.7) | |
| Retired | 8 (11.6) | 61 (88.4) | 69 (11) | |
| **Mother specific disease** | **N=77** | **N=450** | **N=527** | |
| YES | 17 (13.1) | 113 (86.9) | 130 (24.7) | **0.568** |
| NO | 60 (15.1) | 337 (84.9) | 397 (75.3) | |
| **Mother smoking history** | **N=74** | **N=451** | **N=525** | |
| Non-smoker | 58 (11.8) | 433 (88.2) | 491 (93.5) | 0.001 |
| Smoker (shisha and/or cigarette) | 16 (47.1) | 18 (52.9) | 34 (6.5) | |

### 3.3.3. Associação entre o fumo do narguilé e as crenças dos participantes sobre os malefícios do narguilé e do cigarro

A Tabela 3.8 mostrou a distribuição de fumadores e não fumadores de narguilé por crenças sobre os malefícios do narguilé e do cigarro. A maior proporção de fumadores de narguilé foi encontrada naqueles que acreditavam que o cigarro é mais prejudicial do que o narguilé (29,4%), com uma associação significativa (P=0,001) entre as crenças dos participantes sobre os malefícios do narguilé e do cigarro e a prevalência do consumo de narguilé.

**Tabela 3.8: Distribuição de fumadores e não fumadores de narguilé por crenças sobre os malefícios do narguilé e do cigarro**

| Belief | Shisha Smoking | | Total (%) | P-Value |
|---|---|---|---|---|
| | Smokers | Non-smokers | | |
| | No. (%) | No. (%) | | |
| Cigarette is more harmful than shisha | 68 (29.4) | 163 (70.6) | 231 (35.3) | 0.001 |
| Shisha is more harmful than cigarette | 12 (2.8) | 411 (97.2) | 423 (64.7) | |

## 3.4. Sintomas após uma sessão de fumo de narguilé

A distribuição dos fumadores de narguilé com e sem sintomas após uma sessão de fumo de narguilé com determinados pormenores relativos ao fumo de narguilé foi apresentada na tabela (3.9). É óbvio que não existe uma associação significativa (P > 0,05) entre os sintomas após uma sessão de fumo de narguilé e todos os outros pormenores relativos ao fumo de narguilé.

**Quadro 3.9: Distribuição dos fumadores de narguilé com e sem sintomas após uma sessão com determinados pormenores relativos a este hábito**

| Variable | Symptoms after one session of shisha smoking | | Total (%) N=80 | P-Value |
|---|---|---|---|---|
| | Symptoms | No symptoms | | |
| | No. (%) | No. (%) | | |
| **Duration of shisha smoking** | | | | |
| < 1 year | 0 (0) | 2 (100) | 2 (2.5) | **0.167** |
| 1 – 3 years | 22 (66.7) | 11 (33.3) | 33 (41.3) | |
| > 3 years | 28 (62.2) | 17 (37.8) | 45 (56.3) | |
| **Frequency of shisha smoking** | | | | |
| Daily | 13 (72.2) | 5 (27.8) | 18 (22.5) | **0.619** |
| Weekly | 26 (59.1) | 18 (40.9) | 44 (55) | |
| Monthly | 11 (61.1) | 7 (38.9) | 18 (22.5) | |
| **Duration of one session of shisha smoking** | | | | |
| < 1 hour | 11 (55.0) | 9 (45.0) | 20 (25.0) | **0.695** |
| 1 – 3 hours | 31 (66.0) | 16 (34.0) | 47 (58.7) | |
| > 3 hours | 8 (61.5) | 5 (38.5) | 13 (16.3) | |
| **Preferred time for shisha smoking** | | | | |
| Night | 35 (60.3) | 23 (39.7) | 58 (72.5) | **0.574** |
| Morning | 2 (50.0) | 2 (50.0) | 4 (5.0) | |
| Mid-day | 13 (72.2) | 5 (27.8) | 18 (22.5) | |

# Capítulo 4
# DISCUSSÃO

Com o entusiasmo e a exploração que a faculdade proporciona, a vida universitária produz stress e incertezas. Os estudantes utilizam e desenvolvem diferentes tácticas para lidar com o seu stress individual, algumas são saudáveis e outras não[20] . Uma dessas tácticas pouco saudáveis é fumar narguilé.

No presente estudo, a partir de uma amostra de estudantes de duas faculdades (Medicina e Medicina Dentária), verificámos que a prevalência do consumo de narguilé foi de 12,1%.

Segundo a OMS, o Norte de África, a região do Mediterrâneo Oriental e o Sudeste Asiático registam a taxa mais elevada de consumo de narguilé. Esta prática está também a espalhar-se rapidamente entre os jovens da América do Norte, do Brasil e da Europa a um ritmo alarmante .[46]

Este resultado foi superior ao de um estudo realizado em 2005 com uma amostra aleatória categórica que incluía 2298 estudantes da Universidade de Karbala, no Iraque, que revelou que a prevalência do consumo de narguilé era de 4,4%[47] , enquanto a taxa de prevalência do consumo de narguilé era de 2% tanto no estudo de Alghabban[48] como num inquérito nacional realizado no Iraque em 2006 .[49]

O resultado atual é comparável ao da população geral da Califórnia, tal como representado pelo California Tobacco Survey, que é um inquérito a nível estatal a uma população representativa da Califórnia, que revelou que a prevalência do tabagismo na população geral da Califórnia era de 13-16% para as pessoas com idades compreendidas entre os 18 e os 40 anos .[50]

Foram encontrados resultados mais elevados num estudo transversal realizado em 1992, numa amostra selecionada aleatoriamente de estudantes da Universidade de Ciências Médicas de Teerão, durante 2012-2013, e concluiu-se que as taxas de prevalência do consumo de narguilé ao longo da vida, no último ano e no último mês eram de 26,6%, 17,8% e 8,9%, respetivamente[51] . Um estudo realizado em quatro grandes universidades de renome na Jordânia em 2010 também registou uma taxa mais elevada e concluiu que a prevalência do consumo de narguilé ao longo da vida e nos últimos 30 dias era de 61,1% e 42,7%, respetivamente[52] . Outro estudo entre estudantes universitários médicos e não médicos na Turquia revelou que a taxa de prevalência total do consumo de narguilé era de 32,7%[53] . Os nossos resultados também são relativamente baixos em comparação com estudos efectuados em países ocidentais. A prevalência do consumo de narguilé no último ano entre os estudantes universitários foi registada como sendo de 25,7% no estudo Monitoring the Future (MTF) realizado nos EUA[54] . Na Carolina do Norte, esta taxa foi registada como sendo de 40%[55] . Entre os estudantes de uma universidade dos Estados Unidos, a taxa de prevalência do consumo de narguilé foi de 40,5%[56] . Numa universidade britânica, a prevalência do consumo de narguilé foi de 38% .[57]

Uma possível explicação para esta elevada prevalência é a aceitação social[58, 59] . O que também influencia a disseminação do consumo de narguilé é o facto de ser considerado menos letal e viciante do que o consumo de cigarros[60, 61] . Outra razão para a elevada prevalência do consumo de narguilé é a facilidade de acesso. A oferta de produtos do tabaco e de narguilé em restaurantes e cafés tradicionais, juntamente com a arquitetura e a música tradicionais, levou as pessoas a reunirem-se nestes locais, o que aumenta a sua tendência para fumar narguilé[62] . A diferença de prevalência do tabagismo em diferentes estudos pode ser uma diferença real ou pode estar relacionada com uma diferença no contexto social ou na metodologia, incluindo as caraterísticas da população inquirida e a forma como a informação foi recolhida.

A maior parte dos estudantes deste estudo fuma narguilé cerca de uma vez por semana, os locais preferidos para fumar são os cafés e a hora preferida para fumar é à noite. Os mesmos resultados foram encontrados num estudo realizado na Turquia, que incluiu um total de 645 estudantes dos três primeiros anos da faculdade de medicina e da faculdade de engenharia da Universidade de Erciyes, e que concluiu que a maioria dos estudantes (81%) afirmou fumar menos de uma vez por semana e que 77,6% dos utilizadores de narguilé fumam narguilé em cafés[53] . Isto levanta a questão de saber se a política de saúde pública deve concentrar esforços na redução do consumo de cigarros e ser mais permissiva em relação ao consumo de narguilé, que é apenas uma atividade social ocasional que ocorre menos de uma vez por semana.

Neste estudo, a maioria dos estudantes fumava narguilé com os amigos. Este resultado realçou o facto de os amigos serem outro fator importante no consumo de narguilé. A mesma conclusão foi observada num estudo realizado na Síria, no qual foram avaliados estudantes e clientes de cafés, tendo sido estabelecido que as pessoas preferiam fumar com os amigos[60]. Estudos anteriores confirmaram o efeito dos outros e dos amigos como factores sociais eficazes na incidência e prevalência de comportamentos sociais nocivos, como o consumo de álcool e o abuso de drogas, para além do consumo de tabaco[63]. A introdução da sociedade moderna e o menor controlo das famílias sobre os seus jovens e adolescentes podem aumentar a probabilidade de serem influenciados pelos amigos. Esta influência é maioritariamente em termos de comportamentos anti-sociais, como fumar narguilé. Este facto demonstrou a necessidade de formar os adolescentes e os jovens adultos para não se tornarem amigos de pessoas inadequadas e para aprenderem a dizer não contra a pressão dos colegas.

De acordo com o que foi referido acima, parece essencial ter planos para preencher os tempos livres dos estudantes através de programas culturais e desportivos na universidade, e ensinar algumas competências para lidar com a tentação de fumar narguilé, a fim de evitar que os estudantes tenham tendência para fumar narguilé, como medida de proteção e prevenção contra o narguilé. Se não for feito um planeamento adequado para preencher o tempo livre, pode-se começar a fumar narguilé e drogas no tempo livre. Por conseguinte, uma das estratégias mais importantes para evitar que os jovens fumem narguilé é planear actividades alternativas para aqueles que fumam narguilé no seu tempo livre.

Os resultados actuais indicaram que o consumo de narguilé era significativamente mais elevado entre os homens do que entre as mulheres (29,4% versus 2,8% P=0,001). O facto de o consumo de narguilé estar fortemente associado ao género masculino é consistente com outros estudos na RME[20], embora os estudos fora da RME mostrem frequentemente menos diferenças entre os géneros[64, 65]. Muitos outros estudos também estavam de acordo com este estudo e encontraram a preponderância masculina (nos EUA 2009[4] , na Grã-Bretanha 2007[57] , e no Irão 2013[66] . Os resultados discordam do resultado encontrado por um estudo realizado no Kuwait, que incluiu 2972 participantes e referiu que o consumo exclusivo de narguilé era significativamente mais comum entre as mulheres (79,9%) do que entre os homens (20,1%)[22] . Os resultados em geral realçaram o facto de as estudantes do sexo feminino apresentarem uma menor tendência para fumar narguilé. Este facto pode dever-se a uma aceitação social limitada do narguilé. No Iraque, muitas famílias religiosas consideram o uso do narguilé pelas mulheres como um comportamento anormal. Além disso, os resultados deste estudo podem não refletir a história real, uma vez que muitas mulheres que fumam narguilé podem não mencionar esse facto quando respondem ao questionário em frente dos seus colegas.

Embora o consumo de narguilé neste grupo de estudo tenha sido ligeiramente superior nos alunos do sexto ano das faculdades, a diferença entre as turmas não foi significativa. Isto pode ser explicado pelo facto de os estudantes com tendência para fumar narguilé o fazerem normalmente antes da universidade ou nos primeiros anos. De facto, a idade média para começar a fumar narguilé foi de 17 anos. Por outro lado, há estudos que mostram que a taxa de consumo de narguilé aumenta nas classes superiores (15, 57).

Os resultados actuais indicaram que o consumo de narguilé foi significativamente mais elevado entre os estudantes com fumadores na família (pai fumador 32,8% versus 8,3%, P=0,001) e (mãe fumadora 47,1% versus 11,8%, P=0,001). O papel dos membros da família no consumo de narguilé é notável. O mesmo resultado foi relatado num estudo com oitocentos e um adultos do sudeste do Michigan que responderam a um inquérito anónimo auto-administrado sobre o comportamento pessoal e familiar de fumar narguilé e sobre as percepções dos riscos para a saúde relacionados com o consumo de narguilé, tendo-se concluído que ter um pai, uma mãe ou um irmão que fuma narguilé em casa é um fator de risco significativo para o consumo de narguilé[67] . Alguns estudos salientaram o abuso de substâncias pelos pais e o aumento da probabilidade de consumo de substâncias ilícitas pelos filhos .[68]

Em relação ao trabalho privado, os resultados do presente estudo indicaram que o consumo de narguilé foi significativamente maior entre os estudantes que tinham trabalho privado. Esse resultado é reforçado por outro resultado de um estudo realizado em escolas públicas e privadas no Brasil, em 2011, quando foi relatado que houve maior proporção de uso de narguilé entre os adolescentes que possuem renda própria (trabalhadores), independentemente de serem de família de baixa ou alta renda[(69)] . Esses dados são corroborados pelos resultados de estudos que encontraram maior prevalência de uso de narguilé entre adolescentes que tinham emprego. Isso pode ter ocorrido devido ao maior poder aquisitivo que facilitou a compra do narguilé ou de seus equipamentos .[(70, 71)]

Os participantes tiveram uma boa perceção de que o narguilé é mais prejudicial do que os cigarros. Isto pode refletir uma boa base de conhecimentos entre os estudantes de medicina. Em contrapartida, os inquiridos de outros estudos afirmaram que é mais seguro fumar narguilé do que cigarros, porque a invenção do narguilé envolve a passagem do fumo através da água, que se presume filtrar o fumo e remover os agentes tóxicos[(72, 73)] na Síria e na Jordânia, respetivamente. O resultado atual mostrou que a crença dos estudantes de que os cigarros são mais nocivos do que o narguilé estava associada a uma maior prevalência de utilização do narguilé para fumar tabaco do que a dos que acreditavam que o narguilé é mais nocivo do que os cigarros (29,4% versus 2,8%, P=0,001).

Assim, chamar a atenção para o teor de substâncias tóxicas do fumo e para a exposição dos utilizadores a substâncias tóxicas associadas ao consumo de narguilé[(74, 27)] pode ser um método valioso de intervenção.

# Capítulo 5
# CONCLUSÃO E RECOMENDAÇÕES

## 5.1. Conclusões

1. Embora a prevalência do consumo de narguilé ainda não seja elevada (12,1%), tem vindo a aumentar nos últimos anos e a tornar-se um comportamento aceite pela comunidade, especialmente entre os estudantes universitários.
2. Verificou-se um efeito positivo significativo do género masculino, ser divorciado ou viúvo, viver sozinho, viver fora de Bagdade e ter emprego próprio na prevalência do tabagismo entre os estudantes.
3. A história positiva de tabagismo dos pais e as crenças dos alunos sobre os malefícios do narguilé e do cigarro foram significativamente associadas ao uso do narguilé.

## 5.2. Recomendações

1. Sensibilização do público para os efeitos nocivos do consumo de narguilé através dos meios de comunicação social (jornais, televisão, rádio, revistas, etc.)
2. Programas anti-tabaco, incluindo educação para a saúde e ativação dos serviços de saúde da classe para educação sobre os efeitos nocivos do narguilé através de campanhas de sensibilização nas faculdades (palestras, jornais da faculdade, etc.).
3. Promover hábitos saudáveis para preencher o tempo livre e aliviar o stress, como programas desportivos, reuniões de grupos educativos, etc.
4. Legislação governamental para intensificar os esforços de cessação do tabagismo, como a aplicação de impostos ao comércio de tabaco.
5. Deve ser implementada uma vigilância nacional para identificar a extensão da propagação do consumo de narguilé entre os estudantes universitários iraquianos.
6. Proibir fumar em espaços fechados e estreitos.

# REFERÊNCIAS

1. Mathers C, Loncar D. Projections of Global Mortality and Burden of Disease from 2002 to 2030. PLoS Medicine. 2006;3(11):e442.

2. Chaouachi K. Hookah (Shisha, Narghile) Smoking and Environmental Tobacco Smoke (ETS). A Critical Review of the Relevant Literature and the Public Health Consequences (Uma revisão crítica da literatura relevante e das consequências para a saúde pública). Revista Internacional de Investigação Ambiental e Saúde Pública. 2009;6(2):798-843.

3. Maziak W. O cachimbo de água: Um risco global emergente de cancro. Cancer Epidemiology. 2013;37(1):1-4.

4. Aljarrah K, Ababneh Z, Al-Delaimy W. Perceptions of hookah smoking harmfulness: predictors and characteristics among current hookah users. Tobacco Induced Diseases. 2009;5(1):16.

5. Knishkowy B. Water-Pipe (Narghile) Smoking: Um comportamento emergente de risco para a saúde. PEDIATRICS. 2005;116(1):e113-e119.

6. Associação Americana do Pulmão. Alerta de tendência da política do tabaco. AN EMERGING DEADLY TREND: WATERPIPE TOBACCO USE. Fev. 2007.

7. Knishkowy B. Water-Pipe (Narghile) Smoking: Um comportamento emergente de risco para a saúde. PEDIATRICS. 2005;116(1):e113-e119.

8. Sajid KM, Akhter M, Malik GQ. Carbon monoxide fractions in cigarette and hookah (hubble bubble) smoke. J Pak Med Assoc. 1993 Sep;43(9):179-82.

9. http://www.independent.co.uk/life-style/health-and-families/health-news/health- warnmg-to-shisha-smokers-7565842.html

10. Ward K. The tobacco epidemic in Syria (A epidemia do tabaco na Síria). Tobacco Control 2006;15(suppl_1):i24- i29.

11. Maziak W, Ward K, Eissenberg T. Factors related to frequency of narghile (waterpipe) use: the first insights on tobacco dependence in narghile users. Drug and Alcohol

Dependence. 2004;76(1):101-106.

12. Maziak W, Rastam S, Ibrahim I, Ward K, Eissenberg T. Waterpipe-associated particulate matter emissions (emissões de partículas associadas ao cachimbo de água). Nicotine & Tobacco Research. 2008;10(3):519-523.

13. Radwan GN, Mohamed MK, El-Setouhy M et al. Review on water pipe smoking. J Egypt Soc Parasitol. 2003 Dec;33(3 Suppl):1051-71.

14. Soweid RA. Lebanon: water pipe line to youth. Tob Control 2005 14: 363-364.

15. Maziak W, Eissenberg T, Rastam S, Hammal F, Asfar T, Bachir M et al. Beliefs and attitudes related to narghile (waterpipe) smoking among university students in Syria. Annals of Epidemiology (Anais de Epidemiologia). 2004;14(9):646-654.

16. Wolfram R, Chehne F, Oguogho A et al. Narghile (cachimbo de água) smoking influences platelet function and (iso-)eicosanoids. Life Sciences. 2003;74(1):47- 53.

17. Tamim H, Terro A, Kassem H, Ghazi A, Khamis T, Hay M et al. Consumo de tabaco por estudantes universitários, Líbano, 2001. Addiction. 2003;98(7):933-939.

18. Baddoura R, Wehbeh-Chidiac C. Prevalence of tobacco use among the adult Lebanese population. East Mediterr Health J. 2001 Jul-Sep;7(4-5):819-28.

19. Chaaya M, Awwad J, Campbell OM, Sibai A, Kaddour A. Demographic and psychosocial profile of smoking among pregnant women in Lebanon: public health implications. Matern Child Health J. 2003 Sep;7(3):179-86.

20. Maziak W, Fouad FM, Asfar T, Hammal F, Bachir EM, Rastam S et al. Prevalência e caraterísticas do consumo de narguilé entre os estudantes universitários na Síria. Int J Tuberc Lung Dis. 2004 Jul;8(7):882-9.

21. Taha A, Sabra A, Al-Mustafa Z, Al-Awami H, Al-Khalaf M, Al-Momen M. Water pipe (shisha) smoking among male students of medical colleges in the eastern region of Saudi Arabia. Annals of Saudi Medicine (Anais da Medicina Saudita). 2010;30(3):222.

22. Mohammed HR, Zhang Y, Newman IM, Shell DF. Waterpipe smoking in Kuwait. EMHJ, Vol. 16 No.11, 2010.

23. Maziak W, Rastam S, Eissenberg T, Asfar T, Hammal F, Bachir M et al. Gender and smoking status-based analysis of views regarding waterpipe and cigarette smoking in Aleppo, Syria. Preventive Medicine (Medicina Preventiva). 2004;38(4):479-484.

24. Centros de Controlo e Prevenção de Doenças (CDC). Consumo de tabaco entre estudantes com idades compreendidas entre os 13 e os 15 anos--Bagdade, Iraque, 2008. MMWR Morb Mortal Wkly Rep. 2009 Abr 3;58(12):305-8.

25. Thabit MF, Abdul Mohsin MA, Niazy SM. Water pipe (Shisha) smoking among a sample of Iraqi male college students: knowledge and attitudes (Fumar cachimbo de água (narguilé) numa amostra de estudantes universitários iraquianos do sexo masculino: conhecimentos e atitudes). IOSR. 23201940 Volume 4, Edição 6 Ver. V (Nov. - Dez. 2015), PP 50-54.

26. Shihadeh A, Saleh R. Polycyclic aromatic hydrocarbons, carbon monoxide, "tar", and nicotine in the mainstream smoke aerosol of the narghile water pipe. Food and Chemical Toxicology. 2005;43(5):655-661.

27. Eissenberg T, Shihadeh A. Waterpipe Tobacco and Cigarette Smoking direct comparison of toxicant exposure. Jornal Americano de Medicina Preventiva. 2009;37(6):518-523.

28. Kadhum M, Jaffery A, Haq A, Bacon J, Madden B. Measuring The Acute Cardiovascular Effects Of Shisha Smoking: A Cross-sectional Study. Thorax. 2014;69(Suppl 2):A200-A200.

29. Al-Naggar RA, Saghir FS. Water pipe (shisha) smoking and associated factors among Malaysian university students. Asian Pac J Cancer Prev. 2011;12(11):3041-7.

30. Kadhum M, Sweidan A, Jaffery A, Al-Saadi A, Madden B. A review of the health effects of smoking shisha. Clinical Medicine. 2015;15(3):263-266.

31. Cobb C, Sahmarani K, Eissenberg T, Shihadeh A. Acute toxicant exposure and cardiac

autonomic dysfunction from smoking a single narghile waterpipe with tobacco and with a "healthy" tobacco-free alternative. Toxicology Letters. 2012;215(1):70-75.

32. Sepetdjian E, Saliba N, Shihadeh A. Carcinogenic PAH in waterpipe charcoal products. Food and Chemical Toxicology. 2010;48(11):3242-3245.

33. Nafae A, Misra SP, Dhar SN, Shah SN. Bronchogenic carcinoma in Kashmir Valley. Indian J Chest Dis. 1973 Oct;15(4):285-95.

34. Qiao Y, Taylor P, Yao S, Schatzkin A, Mao B, Lubin J et al. Relation of radon exposure and tobacco use to lung cancer among tin miners in yunnan province, china. American Journal of Industrial Medicine. 1989;16(5):511-521.

35. Gunaid A, Sumairi A, Shidrawi R, al-Hanaki A, al-Haimi M, al-Absi S et al. Oesophageal and gastric carcinoma in the Republic of Yemen. British Journal of Cancer. 1995;71(2):409-410.

36. Shaikh RB, Vijayaraghavan N, Sulaiman AS, Kazi S, Shafi MS. The acute effects of Waterpipe smoking on the cardiovascular and respiratory systems. J Prev Med Hyg. 2008 Sep;49(3):101-7.

37. Ghasemi A, Syedmoradi L, Momenan A, Zahediasl S, Azizi F. The influence of cigarette and qalyan (hookah) smoking on serum nitric oxide metabolite concentration. Scandinavian Journal of Clinical and Laboratory Investigation (Jornal Escandinavo de Investigação Clínica e Laboratorial). 2010;70(2):116-121.

38. Selim G, Elia R, El Bohey A, El Meniawy K. Effect of shisha vs. cigarette smoking on endothelial function by brachial artery duplex ultrasonography: an observational study. Anadolu Kardiyoloji Dergisi/The Anatolian Journal of Cardiology. 2013.

39. Wolfram R, Chehne F, Oguogho A, Sinzinger H. Narghile (cachimbo de água) smoking influences platelet function and (iso-)eicosanoids. Life Sciences. 2003;74(1):47- 53.

40. Blachman-Braun R, Del Mazo-Rodriguez R, Lopez-Samano G, Buend^a-Roldan I. Hookah, is it really harmless? Respiratory Medicine. 2014;108(5):661-667.

41. Akl E, Gaddam S, Gunukula S, Honeine R, Jaoude P, Irani J. The effects of waterpipe tobacco smoking on health outcomes: a systematic review. International Journal of Epidemiology (Jornal Internacional de Epidemiologia). 2010;39(3):834-857.

42. Nuwayhid I, Yamout B, Azar G, Kambris M. Narghile (Hubble-Bubble) Smoking, Low Birth Weight, and Other Pregnancy Outcomes. American Journal of Epidemiology. 1998;148(4):375-383.

43. Sharma RM, Deva C, Behera D, Khanduja Kl. Formação de espécies reactivas de oxigénio nos neutrófilos do sangue periférico em diferentes tipos de fumadores. The Indian Journal of Medical Research 106:475-80 · novembro de 1997.

44. Noonan D, Patrick M. Factors Associated With Perceptions of Hookah Addictiveness and Harmfulness Among Young Adults. Substance Abuse. 2013;34(1):83-85.

45. Melki I. Household crowding index: a correlate of socioeconomic status and inter-pregnancy spacing in an urban setting. Journal of Epidemiology & Community Health. 2004;58(6):476-480.

46. Organização Mundial de Saúde (Tobacco Free Initiative). Advisory note waterpipe tobacco smoking: health effects, research needs and recommended actions by regulators. Genebra, Suíça: OMS, 2005.

47. Al Mousawi A. The Prevalence of Smoking Among Karbala/Iraq University Students in Iraq in 2005 (A prevalência do tabagismo entre estudantes universitários de Karbala/Iraque no Iraque em 2005). Tobacco Use Insights. 2014:9.

48. Alghabban S.I. Prevalence of Current Smoking among Students in University of Kerbala (Prevalência do tabagismo atual entre os estudantes da Universidade de Kerbala). Karbala J. Med. Vol.2, n.º 8, 9 de dezembro de 2009.

49. Doenças crónicas não transmissíveis. Inquérito aos Factores de Risco no Iraque 2006. A STEP wise Approach.

50. O programa de controlo do tabaco da Califórnia: será possível manter os progressos?

Resultados do inquérito sobre o tabaco na Califórnia, 1990-2005. Vol.1. Relatório final de 2008.

51. Abbasi-Ghahramanloo A, Rahimi-Movaghar A, Zeraati H, Safiri S, Fotouhi A. Prevalence of Hookah Smoking and Its Related Factors Among Students of Tehran University of Medical Sciences, 2012 - 2013. Jornal Iraniano de Psiquiatria e Ciências do Comportamento. 2016;10(2).

52. Azab M, Khabour O, Alkaraki A, Eissenberg T, Alzoubi K, Primack B. Water pipe tobacco smoking among university students in Jordan. Nicotine & Tobacco Research. 2010;12(6):606-612.

53. Poyrazoglu S, Sarli Gencer Z, Gunay O. Waterpipe (narghile) smoking among medical and non-medical university students in Turkey. Upsala Journal of Medical Sciences. 2010;115(3):210-216.

54. Johnston LD, O' Malley PM, Bachman Jg, Schulenberg JE. Key Findings on Adolescent Drug Use. RESULTADOS DO INQUÉRITO NACIONAL SOBRE O CONSUMO DE DROGA 19752012.

55. Sutfin E, McCoy T, Reboussin B, Wagoner K, Spangler J, Wolfson M. Prevalence and correlates of waterpipe tobacco smoking by college students in North Carolina. Dependência de Drogas e Álcool. 2011;115(1-2):131-136.

56. Primack B, Sidani J, Agarwal A, Shadel W, Donny E, Eissenberg T. 75: Prevalence of and Associations With Waterpipe Tobacco Smoking Among U.S. University Students. Journal of Adolescent Health. 2008;42(2):48-49.

57. Jackson D, Aveyard P. Waterpipe smoking in students: Prevalence, risk factors, symptoms of addiction, and smoke intake. Evidence from one British university. BMC Public Health. 2008;8(1).

58. El-Roueiheb Z, Tamim H, Kanj M, Jabbour S, Alayan I, Musharrafieh U. Cigarette and waterpipe smoking among Lebanese adolescents, a cross-sectional study, 2003-2004.

Nicotine & Tobacco Research. 2008;10(2):309-314.

59. Weglicki L, Templin T, Rice V, Jamil H, Hammad A. Comparison of Cigarette and Water-Pipe Smoking by Arab and Non-Arab-American Youth. American Journal of Preventive Medicine (Jornal Americano de Medicina Preventiva). 2008;35(4):334-339.

60. Asfar T, Ward K, Eissenberg T, Maziak W. Comparison of patterns of use, beliefs, and attitudes related to waterpipe between beginning and established smokers. BMC Public Health. 2005;5(1).

61. Martinasek M, McDermott R, Martini L. Waterpipe (Hookah) Tobacco Smoking Among Youth. Current Problems in Pediatric and Adolescent Health Care (Problemas actuais nos cuidados de saúde pediátricos e dos adolescentes). 2011;41(2):34-57.

62. MAZIAK W, EISSENBERG T, WARD K. Patterns of waterpipe use and dependence: implications for intervention development. Pharmacology Biochemistry and Behavior. 2005;80(1):173-179.

63. Momenabadi V, Kaveh MH, Hashemi SY, Borhaninejad VR. Factors Affecting Hookah Smoking Trend in the Society (Factores que afectam a tendência para fumar cachimbo de água na sociedade): Um artigo de revisão. Addict Health 2016; 8(2): 123-35.

64. Primack B, Fertman C, Rice K, Adachi-Mejia A, Fine M. Waterpipe and Cigarette Smoking Among College Athletes in the United States. Journal of Adolescent Health. 2010;46(1):45-51.

65. Smith S, Curbow B, Stillman F. Harm perception of nicotine products in college freshmen. Nicotine & Tobacco Research. 2007;9(9):977-982.

66. Mohammadpoorasl A, Ghahramanloo A, Allahverdipour H. Risk-Taking Behaviors and Subgrouping of College Students. American Journal of Men's Health. 2013;7(6):475-481.

67. Jamil H, Janisse J, Elsouhag D, Fakhouri M, Arnetz J, Arnetz B. Do Household Smoking Behaviors Constitute a Risk Fator for Hookah Use? Investigação sobre a nicotina e o tabaco. 2011;13(5):384-388.

68. Beman DS. Risk factors leading to adolescent substance abuse. Adolescence. 1995 Spring;30(117):201-8.

69. Reveles C, Segri N, Botelho C. Factores associados à iniciação do uso do narguilé entre adolescentes. Jornal de Pediatria. 2013;89(6):583-587.

70. Ward K, Eissenberg T, Gray J, Srinivas V, Wilson N, Maziak W. Characteristics of U.S. waterpipe users: A preliminary report. Nicotine & Tobacco Research. 2007;9(12):1339-1346.

71. Waked M, Salameh P, Aoun Z. Water-pipe (narguile) smokers in Lebanon: a pilot study. East Mediterr Health J. 2009 Mar-Abr;15(2):432-42.

72. Almerie MQ, Matar HE, Salam M, Morad A, Abdulaal M, Koudsi A et al. Cigarettes & waterpipe smoking among medical students in Syria: a crosssectional study. Int J Tuberc Lung Dis. 2008 setembro; 12(9): 1085-1091.

73. Khader YS, Alsadi AA. Smoking habits among university students in Jordan: prevalence and associated factors. East Mediterr Health J. 2008 Jul- Aug;14(4):897-904.

74. Cobb C, Ward K, Maziak W, Shihadeh A, Eissenberg T. Waterpipe Tobacco Smoking: An Emerging Health Crisis in the United States. American Journal of Health Behavior. 2010;34(3):275-285.

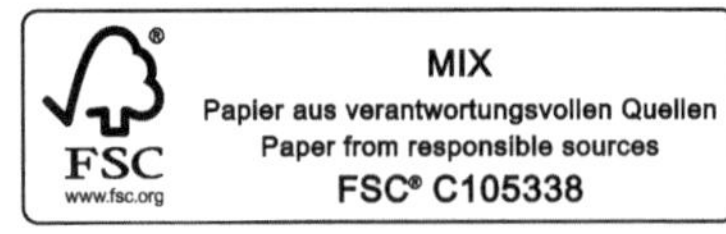


Printed by Books on Demand GmbH, Norderstedt / Germany